LE NONI
ET
LE DIABÈTE

Catalogage avant publication de Bibliothèque et Archives Canada

Solomon, Neil, 1932-

Le noni et le diabète

Traduction partielle de : The noni phenomenon.
Comprend des réf. bibliogr. et un index.

ISBN 2-89225-572-4

1. Diabète – Médecines parallèles. 2. Morinda citrifolia – Emploi en thérapeutique. 3. Diabète. I. Udall, Cord. II. Titre.

RC661.A47S6414 2004 616.4'6206 C2004-941319-8

Cet ouvrage a été publié en langue anglaise sous le titre original :
CHAPTER 6 : NONI AND DIABETES, EXTRACT OF BOOK : THE NONI PHENOMENON : DISCOVER THE POWERFUL TROPICAL HEALER THAT FIGHTS CANCER, LOWERS HIGH BLOOD PRESSURE AND RELIEVES CHRONIC PAIN
Published by Direct Source Publishing
15 E. 400 S.
Orem, Utah 84058

Dépôts légaux : 3e trimestre 2004
Bibliothèque nationale du Québec
Bibliothèque nationale du Canada
Bibliothèque nationale de France

Conception graphique de la couverture :
OLIVIER LASSER

Version française :
JOCELYNE ROY

Photocomposition et mise en pages :
COMPOSITION MONIKA, QUÉBEC

ISBN 2-89225-572-4
(Édition originale : ISBN 1-887938-91-5 Woodland Publishing, Pleasant Grove, Utah)

Nous reconnaissons l'aide financière du gouvernement du Canada par l'entremise du Programme d'Aide au Développement de l'Industrie de l'Édition pour nos activités d'édition (PADIÉ).

Imprimé au Canada

Neil Solomon, M.D., Ph. D.

LE NONI ET LE DIABÈTE

Les éditions Un monde différent ltée
3925, Grande-Allée
Saint-Hubert (Québec)
Canada J4T 2V8
Tél. : (450) 656-2660
Site Internet : *http ://www.umd.ca*
Courriel : *info@umd.ca*

Note de l'éditeur: Le contenu de cet ouvrage est strictement réservé à des fins éducatives et n'est pas destiné à servir d'outil diagnostique ou de recommandation de traitement. Toute question relative à la santé mentale ou physique doit être traitée par un médecin praticien compétent en la matière. Ni l'éditeur ni l'auteur ne donnent ici, directement ou indirectement, de conseils d'ordre médical; de plus, ils ne prescrivent aucun remède et n'assument aucune responsabilité vis-à-vis de ceux qui choisissent de se soigner eux-mêmes.

Table de matières

Introduction

Toute ma vie, j'ai été intéressé par la santé. De l'époque où j'étais étudiant de premier cycle à la *Ohio State University*, en passant par celle où j'ai fait ma médecine à la *Case-Western Reserve University*, jusqu'à ma formation en médecine clinique à l'illustre *Osler Medical Service* des *Johns Hopkins Medical Institutions*, tout au long de mes 30 années de pratique privée et, finalement, en tant que consultant en santé globale et en nutrition, j'ai consacré ma vie à aider les autres à rétablir leur qualité de vie en améliorant leur santé.

Depuis quelques années, je me consacre à l'emploi de la médecine douce pour faire le pont entre la médecine traditionnelle et la médecine parallèle. C'est pourquoi j'ai écrit ce livre. Au cours des dernières années, j'ai mené une enquête sur les propriétés thérapeutiques d'une plante tropicale, très peu connue des Américains, dont les vertus médicinales peuvent, à mon avis, contribuer grandement à l'amélioration et au maintien de l'état de santé général de tous les êtres humains. Cette plante est communément appelée noni – un nom qui, à prime abord, peut sembler amusant ou étrange, mais qui pourrait concorder avec ce moment décisif où vous déciderez d'atteindre un état de santé amélioré et durable.

Mon expérience avec le noni a été intéressante. Bien que j'aie reçu une formation en médecine « traditionnelle », j'ai toujours cherché une intervention spirituelle pour me guider dans mon cheminement de carrière ; par conséquent, j'ai été orienté vers des avenues privilégiant la médecine « douce » ou « holistique ».

J'ai toujours été persuadé que la santé commence avec de saines habitudes en matière d'alimentation et d'activité physique, ainsi qu'avec de solides valeurs spirituelles. Je crois également que le fait d'éviter le stress excessif et les troubles émotionnels peut contribuer au maintien d'une bonne santé.

Cependant, je n'avais jamais vraiment réalisé à quel point les systèmes corporels sont étroitement reliés, comment le fait de se sentir bien ne dépend pas uniquement de ce que nous mangeons et de l'exercice que nous faisons, mais aussi de la musique que nous écoutons, des prières que nous faisons, de l'environnement dans lequel nous vivons, de l'amour et de l'appréciation des membres de notre famille et de nos collègues, et de nombreux autres facteurs.

La première fois que j'ai entendu parler du noni, j'ai probablement eu la même réaction que la plupart d'entre vous. Bref, j'étais sceptique. Comment un fruit pouvait-il posséder autant de propriétés médicinales ? Pourquoi n'en avais-je pas entendu parler auparavant ? Et son nom – cette étrange consonance ne conférait au noni aucune crédibilité en tant qu'agent thérapeutique.

Mais c'est comme si une force spirituelle avait éveillé ma curiosité. Peut-être a-t-elle été alimentée par la sincérité avec laquelle mes amis m'ont affirmé qu'il s'agissait d'une « affaire en or ». Ou par le mysticisme entourant son histoire – son utilisation dans les îles du Pacifique Sud par de puissants dieux et guérisseurs. Ou peut-être est-ce encore ma philosophie qui évoluait graduellement de la médecine traditionnelle à la médecine holistique qui m'a poussé à approfondir la question.

Et c'est ce que j'ai fait. J'ai parlé avec quelques personnes qui connaissaient le noni. J'ai commencé à fouiller dans les dossiers et à compulser des notes des publications médicales afin de découvrir ce que la science savait du noni – d'où il venait, où il poussait, comment il avait été utilisé à travers les âges, et quelles études avaient été menées pour en déterminer les vertus thérapeutiques.

J'ai même acheté du jus de noni auprès d'amis qui étaient distributeurs pour une entreprise qui commençait à l'importer de Tahiti. Cependant, et c'est ce qui est le plus important, j'ai commencé à interroger ceux qui en consommaient afin de découvrir ce qu'ils en pensaient.

J'ai donc orienté mon enquête vers les gens qui avaient consommé du jus de noni – des personnes au foyer, des gens d'affaires, des ouvriers d'usine, des connaissances, des membres de ma famille, des athlètes, des professeurs, des secrétaires, des artistes, des amis, et tous ceux à qui ils l'avaient recommandé. J'ai rapidement communiqué avec des médecins et des professionnels de la santé qui en consommaient eux-mêmes ou qui le recommandaient à leurs patients.

Leur rétroaction m'a poussé à recueillir le plus de données possible portant sur leur utilisation du noni, sur les résultats probants qu'ils avaient obtenus, ainsi que sur ses effets secondaires et son innocuité. Ce que j'ai découvert a transformé mon expérience avec le noni en quelque chose d'impressionnant et de valorisant.

Les premières données que j'ai recueillies auprès de quelques médecins, une synthèse de la rétroaction de quelques centaines de patients, ont laissé voir quelques résultats initiaux prometteurs. Mais je demeurais sceptique. Bientôt, les réponses à des questionnaires, les témoignages et les études de cas ont commencé à affluer.

En général, la rétroaction était très positive et, parfois, faisait état de quasi-miracles. Il y avait des cas d'étonnantes rémissions du cancer, de guérison totale de la douleur et de la fatigue chronique, d'une amélioration significative de l'état général de patients diabétiques, et de nombreuses autres situations incroyables. Étonné, j'ai ressenti le besoin de parler à ces médecins afin de m'assurer que ces cas étaient bien réels. Et tous m'ont garanti que ces témoignages étaient véridiques.

En tout et pour tout, j'ai compilé des données à partir de dizaines de milliers d'études de cas fournis par plus de 1 200 médecins et professionnels de la santé. Les résultats m'ont entièrement convaincu que le noni possède des vertus extraordinaires en tant qu'agent médicinal pouvant traiter une grande variété de troubles de la santé, de l'hypertension artérielle à la cataracte, en passant par le diabète.

Cet ouvrage est non seulement le résultat de mes découvertes, mais aussi celui des efforts et des travaux de recherche de nombreux autres professionnels et de l'apport de 25 000 consommateurs de noni à travers le monde. En fait, l'emploi du noni en tant qu'agent médicinal est davantage attesté par des centaines d'années d'utilisation que par n'importe quel essai clinique en laboratoire. Et ceci, bien entendu, soulève plusieurs questions :

- Qu'est-ce que le noni est exactement ?
- Pourquoi n'en avais-je pas entendu parler auparavant ?
- Comment le noni agit-il ?
- Peut-il vraiment m'aider à améliorer ma santé ?

J'espère que l'information présentée dans cet ouvrage vous aidera à répondre à ces questions et qu'elle saura vous guider sur la voie qui mène à la bonne santé et au bien-être.

Le noni et le diabète

Le diabète. Nous connaissons tous quelqu'un qui en est atteint, – un ami, un membre de notre famille, un collègue. Nous en entendons parler dans les médias et nous savons que c'est souvent une maladie grave. Certains d'entre nous pensent qu'il peut même s'agir d'une maladie mortelle. Mais que savons-nous exactement du diabète? En réalité, la majorité des gens connaissent mal le diabète, ou bien ne savent pas quels en sont les véritables effets sur le corps humain.

Le diabète est une maladie complexe, grave et parfois mortelle. C'est la troisième cause de mortalité aux États-Unis, venant tout de suite après les maladies cardiaques et le cancer, et tuant environ 150 000 personnes par année. Le diabète est la principale cause de cécité chez les

Nord-Américains en âge de travailler, l'unique cause d'insuffisance rénale terminale, la principale cause d'amputation d'un membre inférieur (les orteils et les pieds), et le principal facteur de risque d'apparition d'une maladie cardiaque ou d'un accident vasculaire cérébral.

Bien entendu, les coûts du diabète sont ahurissants, totalisant plus de 92 milliards de dollars en soins de santé et en perte de productivité. Par contre, les coûts émotionnels, tant pour les gens qui sont atteints de diabète que pour leur famille et leurs amis, ne peuvent être mesurés.

Mais l'avenir est prometteur. Des études récentes révèlent que le diabète peut être contrôlé et ses complications prévenues. Bien qu'il n'y ait pas encore de «cure» menant à la guérison du diabète, nous avons toutes les raisons de croire et d'espérer que la personne diabétique peut jouir d'une vie longue, active et productive. Une étude nationale, étalée sur 10 ans et achevée en 1993, indique que les personnes atteintes de diabète insulino-dépendant, c'est-à-dire de diabète de type 1, étaient en mesure de réduire le risque de développer de graves complications à long terme dans une proportion de 50 % ou plus, en maintenant leur glycémie à une concentration aussi normale que possible. Et c'est en grande partie en modifiant judicieusement leur régime alimentaire qu'elles peuvent y arriver.

Bien que la science propose des moyens pour minimiser les risques de souffrir de graves complications grâce à la nutrition, il existe d'autres solutions pour améliorer l'état de santé globale de la personne diabétique. Après avoir passé en revue la littérature traitant du noni, ainsi que les données recueillies lors de ma propre enquête, je crois que le noni peut contribuer de façon significative à réduire le risque de diabète et à améliorer la santé globale de l'être humain.

Mais avant de discuter du lien qui existe entre le noni et le diabète, il est important d'avoir une connaissance de base de cette maladie – de sa nature, de ses causes et de ses symptômes. Nous pourrons ensuite mieux comprendre comment le noni peut aider le patient diabétique.

Qu'est-ce que le diabète ?

En termes simples, le diabète est un dérèglement de la transformation des aliments en énergie. Le problème est relié à une substance appelée insuline que notre corps utilise pour convertir les aliments en énergie, ainsi qu'au processus par lequel les cellules utilisent individuellement cette énergie. Examinons rapidement l'ensemble de ce processus.

Comment le corps fabrique normalement de l'énergie

C'est simple, on ne peut vivre sans nourriture. Le corps a besoin d'aliments pour se nourrir et demeurer en vie. La nourriture fournit à la fois du combustible et des matériaux de construction à l'organisme. Ce dernier produit de l'énergie, fabrique et répare les tissus, et régule les multiples fonctions et processus corporels. Mais avant que les aliments puissent être utilisés par les cellules, ils doivent franchir quelques « étapes » biologiques. Premièrement, le corps doit décomposer ces aliments en leurs ingrédients de base. Ces nutriments entrent dans trois principales catégories : les hydrates de carbone, les protéines et les gras.

Les hydrates de carbone, qui sont les plus abondants des nutriments, se retrouvent dans la majorité des aliments. Ils sont présents dans le pain, les pâtes, les fruits et les légumes, souvent sous la forme d'« amidon » et de « sucre ». Les protéines se retrouvent en abondance dans la viande, la volaille, le lait et le poisson. Les gras sont présents dans les huiles végétales, la viande, le fromage et les autres produits laitiers. Tous ces nutriments sont digérés, ou décomposés, dans l'estomac et les intestins. Les hydrates de carbone sont transformés en un sucre simple appelé «glucose», qui est absorbé par les parois intestinales et libéré dans le sang. Il en résulte ce qu'on appelle le «glucose sanguin», ou «glycémie». Comme je l'ai déjà mentionné, le diabète résulte d'un défaut d'utilisation du glucose sanguin, des gras et des protéines.

Le rôle de l'insuline dans la production d'énergie

Une fois absorbé par le sang, le glucose est acheminé vers les cellules du corps pour les alimenter en énergie. Mais le glucose est incapable de pénétrer dans les cellules sans aide. Parce que toutes les cellules sont recouvertes d'une fine membrane, quelque chose doit leur dire que le glucose est à l'extérieur et attend. Ce quelque chose s'appelle l'insuline. Elle se fixe sur des sites spécifiques sur la paroi extérieure de la membrane cellulaire, appelés récepteurs d'insuline, tout comme une clé agit sur une serrure. L'insuline est la «clé» qui déverrouille la membrane de la cellule, permettant ainsi au glucose d'y entrer. Une fois à l'intérieur, le glucose est métabolisé, ou «brûlé», et transformé en énergie.

Alors, qu'est-ce que l'insuline? C'est une hormone – un messager chimique fabriqué dans une partie de l'organisme afin de transmettre de l'«information» aux cellules des autres parties du corps par le biais de la circulation sanguine. Étant donné les milliers de processus dont votre corps a besoin pour fonctionner, l'organisme doit alors produire de nombreux types d'hormones. L'insuline, fabriquée dans un organe appelé le pancréas, est l'une de ces hormones.

Le pancréas

Le pancréas est une petite glande située sous et derrière l'estomac. Chez l'adulte, il pèse moins de 225 grammes. Le pancréas a la forme d'un long cône reposant sur le côté, dont une extrémité fuselée a la forme d'une « queue ». De minuscules portions de tissus se trouvent dans cette extrémité fuselée. Ce sont les îlots de Langerhans et ils jouent un rôle très important dans le métabolisme du glucose.

Un pancréas normal est doté d'environ 100 000 îlots de Langerhans. Malgré l'étrange consonance de leur nom, ces îlots sont en fait des amas de divers types de cellules, dont les plus importantes sont les cellules bêta. Ces cellules sont de minuscules « usines » qui fabriquent de l'insuline et qui l'emmagasinent jusqu'à ce que le corps en ait besoin.

Le pancréas a également d'autres fonctions importantes. Certaines cellules produisent des hormones dont l'action diffère grandement de celle de l'insuline. C'est le cas du glucagon[1], un antagoniste de l'insuline, car cette hormone hausse le taux de sucre dans le sang. L'action conjuguée de ces deux hormones permet de maintenir un taux normal de glucose sanguin, variant entre 60 et 140 milligrammes (mg) de sucre par décilitre (dl) de sang.

D'autres cellules pancréatiques produisent diverses enzymes, qui assistent le processus de digestion en «divisant» les grosses particules de nourriture en substances plus simples, qui peuvent alors être absorbées par les parois intestinales et transférées dans le sang.

---

1. L'insuline et le glucagon agissent de façon opposée : alors que la sécrétion d'insuline abaisse le taux sanguin de glucose, la sécrétion de glucagon l'augmente.

COMMENT FONCTIONNE L'INSULINE

Pendant la digestion normale, les enzymes présentes dans la bouche, l'estomac et les intestins agissent sur les aliments consommés, fractionnant encore et encore les hydrates de carbone, les protéines et les gras, pour finalement les transformer en substances simples, qui entrent dans la circulation sanguine sous les formes suivantes :

- les hydrates de carbone sont convertis en glucose, qui est ensuite métabolisé ou « brûlé » pour obtenir rapidement de l'énergie ;
- les protéines sont converties en acides aminés, qui fournissent des composantes de base aux os, aux muscles et aux autres tissus. Les protéines peuvent également être brûlées et transformées en énergie ;
- les gras deviennent des acides gras, qui sont transformés en énergie ou

emmagasinés en tant que gras corporel en vue d'une utilisation ultérieure.

L'insuline joue un rôle crucial dans la combustion et l'entreposage de ces nutriments. Chez les diabétiques, toutefois, son rôle principal est lié à l'action du glucose, la forme simplifiée des hydrates de carbone. Bien qu'il semble simple à prime abord, le processus est en fait complexe et étonnant. Les joueurs clés en sont les cellules bêta, dont la responsabilité première est de fabriquer et de stocker l'insuline. Lorsque les cellules bêta détectent une hausse du taux de glucose sanguin, elles réagissent en libérant tout juste assez d'insuline dans la circulation sanguine.

Mais l'organisme peut parfois en nécessiter davantage – par exemple, après un repas copieux. La hausse de la glycémie déclenche alors une deuxième vague de production d'insuline. Ce sont les «centres de contrôle» des cellules bêta qui gèrent ce processus. Comme nous l'avons déjà mentionné, lorsqu'elles fonctionnent normalement, les cellules bêta libèrent tout juste assez d'insuline dans l'organisme, de manière à maintenir le taux de glucose sanguin à un niveau normal de 60-140 mg/dl. Et une fois libérée dans la circulation sanguine, l'insuline permet au glucose de pénétrer dans les cellules, où il est transformé en énergie.

Tous les mystères entourant le rôle du glucose dans l'organisme n'ont pas encore été élucidés. Lorsque vous mangez, votre organisme n'a généralement pas besoin d'utiliser immédiatement l'ensemble du glucose absorbé. Par conséquent, l'organisme en stocke une certaine quantité pour un usage ultérieur. Plus tard, avec l'aide de l'insuline, cette réserve de glucose est prise en charge par les cellules du foie et transformée en une substance appelée «glycogène».

Le glycogène est alors très utile lorsque le corps a un besoin immédiat d'énergie supplémentaire : lors d'une séance d'exercice, par exemple. L'organisme tente alors de compenser en retransformant rapidement en glucose le glycogène emmagasiné. De plus, le glycogène se charge de vos besoins en énergie pendant la nuit, une période pendant laquelle, normalement, vous n'absorbez pas de nourriture. L'insuline contribue également à la transformation d'une partie de l'excédent de glucose en gras, qui est stocké par les cellules adipeuses de l'organisme.

Quelles sont les causes du diabète ?

Maintenant que nous comprenons un peu mieux la façon dont le corps produit de l'énergie afin de se maintenir en vie, penchons-nous sur ce qui provoque le diabète. Simplement dit, le diabète est causé par un dérèglement du processus normal dont nous avons déjà fait la description. Il peut se manifester de deux façons différentes :

1) le corps produit peu d'insuline ou encore n'en produit pas du tout;

2) bien qu'une quantité suffisante d'insuline soit produite, elle n'arrive pas à se fixer aux cellules de l'organisme. Le diabète de type 1, ou diabète insulinodépendant, est le résultat de cette première incapacité; le diabète de type 2, ou diabète non insulinodépendant, est le résultat de la seconde. Cependant, il est important de noter qu'il existe quelques similarités entre les diabètes de type 1 et de type 2, et que certaines personnes présentent les symptômes des deux maladies.

Type 1 :
le diabète insulinodépendant

Seulement de 5 à 10 % des personnes diabétiques sont de type 1. Le diabète de type 1 apparaît le plus souvent pendant l'enfance ou au début de l'âge adulte. C'est pourquoi on l'appelait autrefois «diabète juvénile». Cependant, ce type de diabète peut apparaître chez des individus de n'importe quel âge, et nous utilisons donc maintenant le terme «insulinodépendant» pour le décrire.

LE PROBLÈME

Le diabète de type 1 apparaît lorsque le pancréas produit très peu, ou pas du tout d'insuline. Bref, les cellules bêta cessent de fonctionner. La personne diabétique de type 1 est insulinodépendante, ce qui signifie qu'elle dépend généralement d'une source extérieure d'insuline pour tirer parti des aliments qu'elle consomme et, par conséquent, pour assurer sa survie. Habituellement, l'insuline est administrée au moyen d'une seringue ou d'une pompe.

LES SYMPTÔMES

En comprenant ce qui se passe lorsque le corps manque d'insuline, on peut déceler les divers symptômes du diabète – les signes extérieurs indiquant que quelque chose ne va pas. C'est ce qui est arrivé à Laura. Au début de l'adolescence, elle a constaté qu'elle était sans cesse fatiguée. Alors qu'elle avait toujours été une enfant très active, elle montrait des signes de fatigue constante – elle ne souhaitait plus participer à des activités parascolaires ou continuer à jouer avec l'équipe de volley-ball de son école. Elle était également devenue dépressive et elle avait perdu du poids alors qu'elle était déjà toute menue.

Ce n'est que lorsque Laura a commencé à uriner de nombreuses fois par jour et à se plaindre d'une soif très intense que sa mère l'a conduite chez un médecin. Après avoir pris connaissance de ses symptômes et avoir effectué quelques tests préliminaires, le médecin a avancé que, selon toute probabilité, Laura était atteinte du diabète de type 1.

Quels sont les principaux symptômes du diabète ? La liste suivante donne un aperçu général des signes précurseurs du diabète :

La fatigue

Elle se manifeste lorsque votre organisme ne dispose que de peu ou pas du tout d'insuline pour permettre à vos cellules de transformer le glucose sanguin en énergie. Sans énergie, vous vous sentez fatigué.

Une faim exagérée

Si votre organisme est incapable de tirer son énergie du glucose qui se trouve dans votre sang, il vous envoie des signaux de non-satiété, demandant ainsi davantage d'aliments. Bien entendu, le véritable problème n'est pas une carence en sucre, mais une incapacité à utiliser le sucre dont votre corps dispose déjà.

L'amaigrissement

Ce symptôme se manifeste souvent parce que le corps, incapable d'utiliser le glucose sanguin pour le transformer en énergie, se tourne vers ses réserves de graisse pour compenser. Lorsque ces réserves sont épuisées, vous perdez du poids.

Une augmentation du volume des urines et une soif intense

Ces symptômes sont provoqués par l'hyperglycémie, c'est-à-dire une exagération de la quantité de glucose contenue dans le sang. Chez tous les individus, qu'ils soient ou non atteints de diabète, le sang est filtré par les reins. Ces derniers filtrent les substances toxiques et les expulsent de l'organisme en sécrétant l'urine. Ils agissent également comme un «barrage» en retenant les nutriments importants et en les renvoyant dans le sang.

Chez la personne diabétique, le glucose sanguin atteint un taux excessivement élevé, et les reins ne suffisent plus à la tâche. Ils n'arrivent plus à transférer le sucre dans le sang ni à le contenir, et ce dernier se retrouve dans l'urine. Une grande quantité d'eau accompagne ce débordement, ce qui se traduit par un volume important des urines. Et cette perte de liquide organique provoque nécessairement une sensation intense de soif. Votre corps vous signifie ainsi qu'il a besoin d'eau.

Une vision embrouillée

Le diabète entraîne une accumulation de sucre dans le liquide lacrymal. L'excédent de sucre absorbe ce liquide et provoque une enflure de la couche externe de l'œil et, par conséquent, une distorsion de la vision.

«La plaie a guéri en seulement deux jours de traitement!»

Jim R., un banquier atteint de diabète de type 2, nous parle des résultats extraordinaires qu'il a obtenus après avoir pris du noni. Comme la majorité des diabétiques, Jim souffrait de diverses complications. Mais dans son cas, le noni a prouvé ses puissantes propriétés adaptogènes. Il explique:

«Depuis plus de deux mois, j'avais une plaie qui ne guérissait pas à cause du diabète. J'ai commencé à prendre du noni uniquement à des fins de bien-être général. À ma grande surprise, la plaie a guéri en seulement deux jours de traitement! Mais cela ne s'arrête pas là. Après seulement quatre jours de consommation de noni, il

n'en restait plus aucune trace. La tache pourpre sur ma jambe avait disparu et ma peau était de nouveau d'une belle coloration rose et saine.

« Enfin, comme beaucoup de diabétiques, j'ai besoin d'injections d'insuline. Avant que je commence à prendre du noni, chaque injection était composée de 120 unités d'insuline. Mais maintenant, seulement 40 unités me suffisent ! »

D'autres symptômes

D'autres symptômes peuvent également se manifester avant qu'un diagnostic de diabète puisse être posé. Parmi ceux-ci, on compte les nausées, les vomissements, les douleurs abdominales, la faiblesse et une respiration plus rapide. Certaines personnes tomberont même dans un coma hypoglycémique avant de savoir qu'elles sont atteintes de diabète.

LA CAUSE

Le diabète de type 1 est provoqué par la destruction ou la détérioration des cellules bêta situées dans le pancréas. Qu'est-ce qui déclenche ces dommages? La recherche laisse entrevoir une réponse à cette question. Les scientifiques n'en sont pas encore certains, mais ils pensent qu'un mauvais fonctionnement de l'appareil endocrinien et du système immunitaire en est généralement responsable.

En effet, la principale fonction du système immunitaire est de lutter contre les maladies en produisant divers types de cellules qui détruisent les substances organiques étrangères telles que les bactéries et les virus.

Dans certains cas, toutefois, le système immunitaire fait volte-face et détruit les cellules de l'organisme qu'il est censé protéger. Donc, par inadvertance, l'organisme détruit les cellules bêta du pancréas, c'est-à-dire les cellules dont il dépend pour produire de l'insuline.

De nouveaux tests sanguins permettent maintenant de détecter les anticorps d'un système immunitaire détraqué – et ce, plusieurs années avant l'apparition des principaux symptômes de diabète. Chez les adultes, les anticorps destructeurs peuvent être présents dans le sang pendant cinq ans ou plus avant l'apparition des symptômes. Ceci laisse supposer que la destruction des cellules bêta ne se produit pas de façon soudaine. Il s'agit plutôt d'un processus graduel, qui se déroule pendant ce qu'on appelle couramment la «phase prédiabétique».

Cette phase prédiabétique a pu être observée en association avec d'autres maladies endocriniennes, comme l'insuffisance thyroïdienne accompagnée d'une insuffisance surrénale, aussi connue sous le nom de «syndrome de Schmidt».

En 1965, alors que je faisais partie du corps professoral de la Faculté de médecine de la *Johns Hopkins Medical School*, j'ai fait des recherches sur ce problème aux côtés de trois « géants » du monde médical : le Dr A.M. Harvey, professeur au département de médecine, le Dr John L. Bennett, professeur au département d'anatomo-pathologie, et Charles C. Carpenter, résident en chef du *Osler Service au Johns Hopkins Hospital*.

Notre équipe a découvert que de nombreux patients souffrant du syndrome de Schmidt avaient des anticorps qui s'attaquaient non seulement à la glande thyroïde et aux glandes surrénales, mais aussi aux cellules productrices d'insuline dans le pancréas.

Nous avons été les premiers à publier dans la littérature médicale un article traitant de cette interrelation entre des anticorps et la glande thyroïdienne, les glandes surrénales et pancréatique[1].

---

1. Solomon, N. et C.C. Carpenter, I.L. Bennett et A.M. Harvey. « Schmidt's syndrome (thyroid and adrenal insufficiency) and co-existence of diabetes mellitus. » *Diabetes* 14 (1965) ; 300.

Type 2 :
le diabète non insulinodépendant

La très grande majorité des personnes diabétiques souffrent de ce type de diabète, soit 90 %. Jusqu'à tout récemment, le diabète de type 2 était qualifié de «diabète de la maturité», car il se manifestait généralement chez les individus âgés de 40 ans et plus.

LE PROBLÈME

Si vous êtes atteint de diabète de type 2, vos cellules bêta sont encore en mesure de produire de l'insuline, quoique généralement en moins grande quantité. Toutefois, elles peuvent également produire une «pseudo-insuline», mais il s'agit d'une imitation dotée d'une action biologique minime. L'organisme dispose alors d'une plus grande quantité d'insuline, mais la majeure partie de celle-ci est sans valeur et inutilisable.

Notre équipe de recherche à la *Johns Hopkins Medical School* a également découvert des anticorps pancréatiques chez ces patients. La majorité d'entre eux ne disposaient tout simplement pas d'une quantité suffisante d'insuline biologiquement active pour répondre aux besoins immédiats de leur organisme. De plus, les cellules n'arrivaient pas à capter efficacement l'insuline disponible et à absorber le glucose. Les personnes atteintes de diabète de type 2 ne dépendent généralement pas d'injections d'insuline pour assurer le fonctionnement de base de leur organisme (mais cela ne veut pas nécessairement dire qu'elles seront en bonne santé). C'est pourquoi on qualifie souvent ce diabète de non insulinodépendant. Toutefois, il est important de noter que certaines personnes atteintes de ce type de diabète auront quand même besoin d'injections quotidiennes d'insuline pour demeurer en vie.

LES SYMPTÔMES

Un certain nombre de symptômes sont associés au diabète de type 2, et ils sont en grande partie similaires à ceux qui caractérisent le diabète de type 1. Cependant, certains de ces symptômes peuvent se manifester de façon plus subtile, rendant ainsi la tâche plus difficile à la personne moyenne qui veut déterminer si elle est atteinte de diabète de type 2.

C'est le cas de Harold. Pendant des années, il avait souffert de divers problèmes de santé – il se sentait continuellement un peu « mal fichu », sa vision devenait souvent embrouillée, il avait eu plusieurs rhumes et grippes (dont il avait eu bien du mal à se débarrasser), et il avait de plus en plus souvent mal aux jambes pendant la nuit. Harold avait également une faim exagérée pendant le jour, et il buvait de l'eau comme jamais cela ne lui était arrivé. Finalement, après avoir consulté son médecin et passé quelques tests simples, Harold a appris qu'il souffrait de diabète de type 2.

Voici les symptômes les plus courants qui sont associés au diabète de type 2. Encore une fois, plusieurs d'entre eux sont similaires aux symptômes du diabète de type 1, bien qu'ils soient souvent moins graves ou que leur apparition soit plus graduelle.

La fatigue

Comme c'est le cas avec le diabète de type 1, lorsque les cellules de votre corps n'arrivent pas à utiliser adéquatement le glucose sanguin, elles sont incapables de produire l'énergie dont elles ont besoin. C'est qui provoque cette sensation de fatigue.

Une faim exagérée

Parce que l'organisme est incapable d'utiliser le glucose disponible pour le transformer en énergie, il vous envoie des signaux de non-satiété, demandant ainsi davantage d'aliments – ce qui se traduit par des fringales soudaines.

L'hyperglycémie

Si le corps est incapable d'utiliser le glucose sanguin, ce dernier s'accumule. Lorsqu'il atteint un certain taux, il se crée un état appelé hyperglycémie, c'est-à-dire une exagération de la quantité de glucose contenue dans le sang.

Un gain ou une perte de poids

Chez la plupart des diabétiques de type 2, le taux élevé d'insuline non utilisée augmente la transformation de sucre en gras, ce qui entraîne un gain de poids. Cependant, il y a un faible pourcentage de diabétiques de type 2 qui perdent du poids.

Une augmentation du volume des urines et une soif intense

Ces symptômes caractérisent également le diabète de type 1. Le sang périphérique traverse les reins, où le sucre non utilisé est normalement recyclé ou stocké pour un usage ultérieur. Cependant, lorsque le taux de glucose sanguin est anormalement élevé, les reins sont incapables de le recycler en entier, et l'excédent se déverse dans l'urine, entraînant avec lui une quantité additionnelle d'eau, ce qui se traduit par une augmentation du volume des urines et, donc, des mictions fréquentes. De plus, comme votre corps se trouve privé d'une quantité normale de liquide, il vous envoie des signaux qui provoquent la soif.

Une vision embrouillée

Un taux élevé de glucose sanguin peut entraîner une accumulation de sucre dans le liquide lacrymal. L'excédent de sucre absorbe ce liquide, provoquant une déformation de la couche externe de l'eau, d'où une distorsion de la vision.

L'immunodépression

Des infections ou une cicatrisation lente sont souvent un signe précurseur du diabète de type 2. Lorsque le taux de glucose sanguin est élevé, il est très difficile pour le système immunitaire de fonctionner normalement. Ceci, bien entendu, ralentit le processus de guérison, permettant ainsi aux virus, aux bactéries, aux champignons et aux levures, que votre corps peut habituellement éliminer dans un laps de temps relativement bref, de s'installer indéfiniment. Chez les femmes atteintes de diabète de type 2, un système immunitaire défaillant peut entraîner des infections vaginales à répétition, accompagnées de champignons ou de bactéries, et causant des démangeaisons vaginales intenses et un sentiment d'inconfort général.

Des irritations et des atteintes nerveuses

Également provoquée par un taux élevé de glucose sanguin, une douleur intermittente aux jambes pendant la nuit peut être un signe précurseur du diabète de type 2. S'il demeure non traité, ce symptôme peut entraîner une grave complication appelée neuropathie.

D'autres symptômes

Des problèmes d'ordre sexuel ont été signalés par des hommes et des femmes atteints de diabète de type 1 et de type 2. Les hommes diabétiques ont davantage de risques de souffrir d'impuissance, c'est-à-dire d'une incapacité à obtenir et à maintenir une érection, car le taux élevé de glucose sanguin peut endommager les nerfs qui contrôlent le débit sanguin dans le pénis, ainsi que les vaisseaux sanguins eux-mêmes.

De plus, les femmes diabétiques peuvent également avoir des problèmes d'ordre sexuel. Bien qu'on en sache peu sur cette complication, un taux de glucose sanguin élevé peut entraîner une diminution des sécrétions vaginales, rendant ainsi les rapports sexuels douloureux et moins agréables.

Il existe d'autres symptômes, directs ou indirects, qui peuvent signaler l'apparition du diabète de type 1 ou de type 2. Certaines personnes découvrent qu'elles sont de plus en plus souvent sujettes à des changements d'humeur. Par exemple, elles deviennent moins enthousiastes à l'idée d'effectuer leurs activités quotidiennes.

En réalité, il n'y a probablement pas de lien direct entre de tels changements d'humeur et le diabète. Il est beaucoup plus vraisemblable que c'est la perte d'énergie graduelle et les autres symptômes de la maladie qui font en sorte que les gens ne se sentent pas bien, ce qui en retour influe sur leur façon de voir la vie.

LA CAUSE

La cause du diabète de type 2 demeure en quelque sorte un mystère. Cependant, nous commençons à mieux comprendre ce qui rend l'organisme moins réceptif au glucose sanguin qui se trouve à sa disposition. De plus, les chercheurs ont découvert que la maladie n'a probablement pas de cause unique. En effet, le diabète de type 2 semble être causé par une combinaison de facteurs dont l'interrelation est complexe et qui peuvent varier d'un individu à l'autre.

L'insulinorésistance

Il y a résistance à l'insuline lorsque le corps «refuse» de laisser pénétrer le sucre dans ses cellules. Ceci peut se produire lorsque:

1) l'insuline n'arrive pas à se fixer aux récepteurs à la surface des cellules parce que ces récepteurs ne sont pas suffisamment nombreux;

2) quelque chose va de travers dans la réaction chimique au moment de la liaison.

Dans un cas comme dans l'autre, le corps n'arrive pas à utiliser le glucose sanguin, provoquant l'hyperglycémie et déclenchant les symptômes du diabète.

Une anomalie fonctionnelle des cellules bêta

Dans un pancréas normal, les cellules bêta libèrent la bonne quantité et le bon type d'insuline, à un rythme adéquat. Après un repas, la glycémie grimpe rapidement, et une fois qu'une certaine quantité de glucose a été utilisée pour répondre aux besoins immédiats de l'organisme, le reste est stocké sous forme de glycogène ou de gras. La vitesse à laquelle est libérée l'insuline commence alors à diminuer, maintenant le taux de glucose sanguin à un taux normal, soit entre 60 et 140 mg/dl.

Les cellules bêta des personnes atteintes de diabète de type 2 sont souvent capables de sécréter une grande quantité d'insuline et de l'acheminer dans le sang, mais pour une raison que nous ignorons, leurs cellules n'arrivent pas à réagir rapidement à une hausse du taux de glucose, comme c'est le cas après un repas. Il se pourrait que l'on soit alors en présence de «pseudo-insuline». La libération d'insuline connaît alors un temps mort, et avant que les cellules bêta ne réagissent, le taux de glucose sanguin peut avoir eu le temps de grimper anormalement.

Un nombre insuffisant de cellules bêta

Pour remédier à la situation provoquée par ce «temps mort», les cellules bêta peuvent produire davantage d'insuline pure. En théorie, ce supplément d'insuline devrait gérer l'excédent de sucre qui s'est accumulé pendant le temps mort. Cependant, on compte souvent moins de cellules bêta au fonctionnement normal dans le pancréas des personnes atteintes de diabète de type 2, et même si ces cellules bêta peuvent produire de l'insuline, elles n'arrivent généralement pas à produire suffisamment de «bonne» insuline pour gérer l'excédent de glucose sanguin résultant du temps mort.

Le noni et le diabète

Parmi tous les problèmes de santé que l'on a dit pouvoir être soulagés par le noni, le diabète est l'un des plus souvent cités. Les récits historiques qui nous viennent des civilisations insulaires qui utilisaient le noni pour ses propriétés médicinales et bénéfiques ne font généralement pas mention du diabète en l'appelant par son nom. Et c'est probablement parce que ces cultures ne connaissaient pas l'existence de cette maladie.

Cependant, de nombreux récits font état des bienfaits du noni dans le traitement de symptômes et de problèmes associés aux deux types de diabète. Par exemple, les Kahunas avec qui je me suis entretenu disent que le noni est efficace dans le traitement des problèmes de vision, des plaies et des infections persistantes (signes d'une dépression du système immunitaire), ainsi que de la fatigue. Ce sont tous des symptômes courants du diabète.

De plus, il existe des milliers de récits contemporains dans lesquels on affirme que le noni peut effectivement contribuer à soulager le patient diabétique. Pendant que je compilais les données fournies par plus de 1 200 médecins et professionnels de la santé et 25 000 de leurs patients et clients, j'ai été extrêmement surpris d'apprendre qu'un si grand nombre de personnes diabétiques utilisaient le noni pour soulager leurs divers symptômes, et aussi de constater le taux de réussite élevé qu'elles affirmaient avoir atteint.

Plus précisément, 4 632 personnes diabétiques avaient décidé de prendre du noni en guise de traitement (la majorité d'entre elles étaient atteintes du diabète de type 2) ; au moment où j'écris ces lignes, près de 83 % d'entre elles ont indiqué que le noni les avait réellement aidées à soulager les symptômes associés à leur maladie.

Cela signifie que plus de 4 632 personnes souffrant d'hyperglycémie, de fatigue constante et d'une vision embrouillée ont constaté une amélioration significative de leur état après avoir pris du noni. Certains de ces individus souffraient également de dépression, d'un problème de circulation aux extrémités inférieures, d'un gain ou d'une perte de poids involontaire, et de problèmes d'ordre sexuel. Mais peu de temps après avoir ajouté le noni à leur alimentation, la vaste majorité d'entre eux ont constaté une atténuation de leurs symptômes ou, dans certains cas, leur entière disparition. Comme nous l'avons dit, le diabète (et plus particulièrement le diabète de type 2) est une maladie qui se développe lentement. Ses symptômes peuvent donc passer inaperçus pendant plusieurs années.

Souvent, d'autres problèmes tels que l'hyperglycémie et l'hypoglycémie peuvent tôt ou tard mener à un diagnostic de diabète. C'est pourquoi un grand nombre d'individus ayant participé à mon enquête, et prenant du noni pour soulager divers problèmes de santé, sont peut-être atteints de diabète sans le savoir.

Comment le noni soulage les symptômes du diabète

L'objet de cet ouvrage est de démontrer comment le noni, lorsqu'il est intégré à un régime de santé holistique, peut accroître la capacité du corps à lutter contre la maladie et à améliorer la santé globale. C'est le cas avec le diabète. Bien qu'aucun rapport de recherche ne fasse état de la manière exacte dont le noni peut contrer les effets débilitants du diabète, il est sans l'ombre d'un doute doté de ces propriétés.

Comme je l'ai déjà mentionné, l'enquête que j'ai réalisée auprès de plus de 25 000 utilisateurs de noni a révélé que le diabète était une maladie pour laquelle le noni était le plus souvent utilisé, et que plus de 83 % des 4 632 personnes en ayant consommé à cet effet ont constaté une atténuation significative de leurs symptômes. J'ai également compilé des milliers de récits de médecins, de professionnels de la santé et de patients qui témoignent de la capacité du noni à lutter contre le diabète et à normaliser la glycémie.

Par ailleurs, les récits anciens nous apprennent également que le noni a longtemps été utilisé comme remède traditionnel pour soulager les divers symptômes des deux types de diabète, allant de la dépression du système immunitaire à la fatigue, en passant par les problèmes de vision.

Quelques théories tout à fait plausibles viennent appuyer le mode d'action du noni en ce qui a trait au soulagement des symptômes du diabète, et plus particulièrement du diabète de type 2. Premièrement, comme je l'ai brièvement mentionné plus tôt, l'étude réalisée au *Johns Hopkins Hospital* nous permet de croire que le dysfonctionnement des cellules bêta pourrait être causé par un quelconque trouble auto-immun ou encore par diverses infections. Un système immunitaire performant a généralement recours à un grand nombre de cellules différentes pour accomplir ses nombreuses fonctions. Ces cellules sont responsables de l'identification, de la destruction et de l'évacuation des agents pathogènes. Mais lorsque le système immunitaire est défaillant, ses cellules deviennent agressives et s'attaquent à des cellules normales et parfaitement saines.

Notre étude a démontré que les cellules bêta du pancréas sont souvent les victimes de telles attaques. Dans certains cas, elles peuvent être entièrement détruites. La production d'insuline est alors interrompue et le diabète de type 1 apparaît. Ou encore, les cellules bêta fonctionnelles peuvent se retrouver en nombre réduit, minimisant ainsi la quantité et la pureté de l'insuline produite et déclenchant l'apparition du diabète de type 2.

À mon avis, c'est ici que le noni peut intervenir. Des études récentes ont démontré que le noni exerce une puissante action de renforcement sur le système immunitaire en rehaussant le fonctionnement des processus de protection fonctionnels et en stimulant ceux qui frôlent l'inertie.

Plusieurs maladies auto-immunes sont encore mal connues ou demeurent un véritable mystère pour le monde médical. Par exemple, le lupus, la fibromyalgie et le syndrome de fatigue chronique sont des « maladies » dont les causes et les effets dépassent l'entendement des médecins et des professionnels de la santé.

On sait toutefois que ces maladies et certaines autres ont en commun un dysfonctionnement du système immunitaire provoquant une inflammation, de la douleur et un inconfort général aux articulations et à d'autres parties du corps. Il est également possible que les cellules bêta du pancréas soient alors la cible de ces cellules immunitaires agressives.

Et il est possible que les cellules bêta, non entièrement neutralisées, ne fonctionnent qu'à un infime pourcentage de leur capacité. Les données dont nous disposons nous permettent de croire que le noni exerce une action adaptogène, ou normalisatrice, qui vient appuyer le processus de régénération des cellules « malades » et qui, par conséquent, améliore le fonctionnement global des tissus ou organes composés de ces cellules. Cette théorie pourrait également s'appliquer :

1) au dysfonctionnement des cellules bêta qui ne fabriquent pas assez d'insuline ;

2) aux cellules qui n'arrivent pas à « faire le plein » de glucose sanguin parce

que l'insuline est incapable de se fixer à leurs récepteurs ;

3) à une production trop importante d'insuline biologiquement inactive.

Par conséquent, le noni pourrait contribuer à la réparation des cellules bêta endommagées chez la personne atteinte de diabète de type 2 dont le taux de glucose sanguin est dangereusement élevé, ce qui se traduirait par un accroissement de la production d'insuline. Ceci aurait également pour effet d'assurer une utilisation plus efficace du glucose, de normaliser la glycémie, de procurer une sensation de bien-être accrue et de favoriser une meilleure santé globale.

C'est exactement ce qui est arrivé au mari de Joyce. Un de leurs amis lui avait expliqué comment le noni pourrait atténuer les symptômes de son diabète et il a décidé d'en faire l'essai. Joyce nous raconte que « malgré tous les efforts qu'il faisait en prenant ses médicaments et en soignant son alimentation, il n'arrivait pas à faire baisser son taux de sucre au-dessous de 165 mg/dl (le taux normal est de 60-140 mg/dl). Toutefois, après avoir pris du jus de noni pendant seulement quelques semaines, sa glycémie a chuté à un taux très sain de 100 mg/dl, et parfois moins ! Je suis tellement heureuse d'avoir découvert cette plante miracle ! »

« D'autres bonnes choses ont continué à se produire ! »

Timothy B., un diabétique de longue date, décrit le succès incroyable qu'il a remporté en utilisant le noni pour traiter son diabète et d'autres problèmes de santé.

« J'ai 74 ans et je suis diabétique depuis plus de 30 ans. Bien entendu, j'ai connu tous les problèmes qui accompagnent habituellement cette maladie.

« Il y a plusieurs années, j'ai été opéré au dos à deux reprises en l'espace de 6 mois.

Les problèmes qui ont rendu cette deuxième opération nécessaire avaient sérieusement affaibli les muscles de ma jambe droite. Après l'opération, j'ai recommencé à marcher en me servant d'un cadre de marche. Un peu plus tard, je l'ai troqué contre une canne, et puis j'ai été capable de me déplacer sans aide, en boitillant.

« C'est à cette époque que j'ai commencé à prendre 30 millilitres de jus de noni par jour. À cause de mes opérations au dos, j'étais obligé de dormir sur le côté. Cela déclenchait des douleurs arthritiques dans mon épaule, ce qui me réveillait à toutes les deux heures. Peu de temps après avoir commencé à prendre du noni, je me suis réveillé un matin en réalisant que j'avais dormi toute la nuit sur le même côté sans être incommodé par la douleur! De plus, ma mobilité s'est énormément améliorée et la douleur chronique qui faisait partie de mon quotidien a pratiquement disparu.

« D'autres bonnes choses ont continué à se produire. Le soin des pieds est d'une

importance cruciale chez les diabétiques. Bien que la pulsation dans mes pieds soit relativement forte, ils ont perdu de leur sensibilité au fil des ans. Toutefois, peu de temps après avoir commencé à prendre du noni, j'ai remarqué que je pouvais sentir le tapis lorsque je marchais pieds nus, ainsi que les semelles dans mes chaussures. De plus, les crampes aux jambes qui me réveillaient la nuit sont devenues de moins en moins fréquentes.

« Finalement, et ce n'est pas négligeable, le noni a fait des merveilles en maintenant mon taux de sucre à un niveau normal. Six semaines seulement après que j'aie commencé à prendre du noni, ma glycémie a chuté de façon spectaculaire. J'ai donc ajusté mes doses d'insuline, et je prends 15 millilitres de jus de noni avant chaque repas. Mon taux de sucre est maintenant stable. Le noni est vraiment un cadeau du ciel ! »

Le noni possède également d'autres propriétés qui peuvent contribuer à soulager les symptômes du diabète. Par exemple, il a été démontré que le noni stimule la production de deux substances dans l'organisme – la scopolétine et le monoxyde d'azote – toutes deux connues pour améliorer la fonction cardiovasculaire, minimisant ainsi l'apparition de complications souvent associées au diabète.

Parmi ces complications, on compte la cécité, des troubles circulatoires, la rétinopathie et divers types de maladies cardiaques. Le noni renferme également beaucoup de fibres, ce qui influe merveilleusement sur le taux de glucose sanguin et sur les processus de digestion et d'utilisation de l'énergie de l'organisme.

Des thérapies complémentaires au noni

Le régime alimentaire et la nutrition : recommandations

Adoptez un régime alimentaire riche en glucides complexes, en gras insaturés et en fibres

Ce régime devrait être composé d'une grande quantité de légumes crus, de fruits et de jus de légumes. Il diminuera les besoins immédiats en insuline de votre organisme, tout en réduisant la quantité de lipides dans le sang. Les fibres contribueront également à atténuer les chutes soudaines de la glycémie. Parmi les autres aliments qui auraient un effet bénéfique sur le taux de glucose sanguin, on compte les baies, le fromage, le jaune d'œuf, le poisson, l'ail, les fèves de soya et les produits à base de soya, ainsi que le varech (souvent considéré comme un complément alimentaire).

Mangez plus frugalement et plus souvent tout au long de la journée

Ceci peut contribuer à réduire les besoins immédiats de l'organisme en insuline et à maintenir un taux de glucose sanguin se rapprochant de la normale.

Évitez les glucides

Ils sont abondants dans les aliments riches en farine raffinée et en sucre. Ils provoquent de fortes et brusques demandes de glucose sanguin que les cellules bêta dysfonctionnelles de la personne diabétique sont habituellement incapables de satisfaire. Cependant, s'il y a coma hypoglycémique, l'absorption de sucres simples pourra rapidement rétablir la situation.

Puisez des protéines dans les céréales, les légumineuses et les légumes

Le poisson et les produits laitiers faibles en gras sont également des sources protéiniques acceptables.

Les compléments alimentaires

Le picolinate de chrome

De nombreuses études démontrent que le picolinate de chrome peut contribuer à une utilisation plus efficace de l'insuline, à faire diminuer le taux de glucose sanguin, à réduire les besoins en médication, à éviter l'obésité, et à accroître la capacité de l'organisme à transformer les graisses en énergie.

Le L-carnitine, le L-glutamine et le taurine

Ces acides aminés contribuent à réduire les épisodes d'hypoglycémie, à favoriser la production d'insuline et à renforcer l'utilisation adéquate des graisses.

Le zinc, le vanadium, le manganèse et le magnésium

Ces minéraux sont connus pour le rôle qu'ils jouent dans la régulation de la glycémie.

La vitamine B_{12}

Il a été démontré que cette vitamine participe à la prévention et même au traitement de la neuropathie diabétique (atteinte du système nerveux qui se traduit par des engourdissements, des picotements et de la douleur).

Le gymnema sylvestre

C'est une plante utilisée dans le cadre de la médecine ayurvédique et que l'on dit très efficace lorsqu'il s'agit de faire diminuer le taux de glucose sanguin.

La quercétine et la naringine

Ces flavonoïdes peuvent inhiber l'action de l'aldose réductase, une enzyme qui intervient dans le développement de la cataracte diabétique, de la rétinopathie et de la neuropathie.

Les enzymes digestives

Étant donné que le pancréas produit aussi d'autres substances qui contribuent à la bonne digestion des aliments, un complément nutritionnel à base d'enzymes digestives peut réduire le stress exercé sur le système digestif de l'organisme.

Le bleuet, le ginkgo, le pycnogénol et l'aubépine

Ces plantes sont reconnues pour l'effet protecteur qu'elles exercent sur les artères, aidant ainsi à prévenir l'artériosclérose et à ralentir le développement de complications vasculaires associées au diabète, comme la rétinopathie (problèmes visuels) et la neuropathie (douleur chronique aux extrémités des membres).

L'acide lipoïque

Il contribue à la prévention de la neuroglycosylation, c'est-à-dire à l'addition de résidus glucidiques sur les terminaisons nerveuses, qui se traduit par des douleurs, des engourdissements et des picotements dans diverses parties du corps.

Les acides gras essentiels

Lorsque l'organisme a de la difficulté à métaboliser les acides gras essentiels (AGE), un complément en acide gammalinoléique et en acide eicosapentanoïque constitue un bon investissement.

Les fibres

Même si une attention particulière est apportée à l'alimentation, il est souvent utile d'y ajouter un complément alimentaire riche en fibres. Les fibres contribuent à stabiliser le taux de glucose sanguin pendant de plus longues périodes. Le noni est une excellente source de fibres.

Il est intéressant de noter que le noni peut agir de façon synergique avec tous les aliments et les compléments alimentaires.

D'autres considérations

Évitez le stress

La gestion du stress peut jouer un rôle capital dans le traitement du diabète car la tension et l'anxiété font grimper les taux d'hormones, ce qui a un impact négatif sur l'action de l'insuline. Un niveau de stress élevé peut donc contribuer à une hausse de la glycémie.

La gestion du poids

Tout le monde sait que l'obésité ne peut qu'amplifier les divers symptômes du diabète, et plus particulièrement la fatigue, l'hypertension artérielle et les problèmes de circulation sanguine. Bien entendu, le maintien d'un poids santé contribue à freiner le développement de l'artériosclérose et d'autres formes de maladies cardiaques, ainsi que l'apparition de diverses maladies débilitantes.

L'exercice

L'activité physique va de pair avec la gestion du poids. L'exercice peut vous aider à lutter contre diverses formes de maladies cardiaques, faire diminuer la tension artérielle, abaisser les taux de glucose sanguin et de cholestérol, et améliorer la circulation sanguine.

Comment le noni m'a aidé à soulager mes symptômes de diabète

«Ma tension artérielle est maintenant tout à fait normale!»

Rick S. nous explique comment le noni l'a aidé à mieux gérer son diabète et à lutter contre ses effets secondaires débilitants:

« Je suis atteint de diabète de type 1 depuis l'adolescence et j'ai dû subir deux greffes de rein. J'ai commencé à prendre du jus de noni il y a environ trois ans, et j'ai immédiatement senti un regain d'énergie. Même si j'avais besoin de moins de sommeil la nuit, celui-ci était beaucoup plus réparateur. À cause d'une complication appelée neuropathie, je souffrais d'une absence de sensibilité à la chaleur et au toucher depuis plus de 15 ans. Après avoir pris du noni pendant seulement trois jours, j'ai pu sentir sous mes pieds le tapis et les tuiles du plancher de ma maison, ainsi que la fraîcheur du sol lorsque je marchais pieds nus.

« À cause de mes greffes, il me fallait régulièrement subir des examens hématologiques. Pour la première fois en 12 ans, mon taux de créatinine est normal. Et tous les autres tests qu'utilisent mes médecins pour évaluer mon état de santé ont également montré une amélioration significative ; de fait, les résultats sont aussi bons qu'avant mes greffes.

« Bien entendu, j'ai d'autres problèmes de santé qui sont reliés à mon diabète. L'un d'eux est l'hypertension artérielle. J'ai pris des hypotenseurs pendant des années pour arriver à contrôler ma tension artérielle. Après avoir commencé à prendre du noni, j'ai pu abandonner ma médication. Mais je n'ai jamais cessé de prendre du noni. Ma tension artérielle est maintenant tout à fait normale – 120/78. Je suis excité à l'idée de me sentir aussi bien et je suis extrêmement heureux de l'extraordinaire amélioration de mon état de santé – et je crois que tout cela est attribuable au noni. »

« Je n'avais plus besoin d'autant d'insuline ! »

Gilbert R., un diabétique de type 2, bi-amputé (c'est-à-dire ayant perdu une partie des deux jambes), a obtenu d'extraordinaires résultats avec le noni. Il explique :

« Étant donné que je suis diabétique et amputé, j'ai eu à relever divers défis en ce qui concerne ma santé. Il y a peu de temps, deux de mes amis, qui sont également associés en affaires, m'ont parlé d'un nouveau produit – le jus de noni. Pour tout vous dire, j'étais sceptique, et puis je n'avais pas un sou. Mais ils m'ont convaincu d'en faire l'essai pendant un mois, me disant qu'ils me rembourseraient si je n'étais pas satisfait à 100 %.

« J'ai donc immédiatement commencé à prendre du jus de noni. Et seulement quelques jours plus tard, j'ai remarqué que je n'avais plus besoin d'autant d'insuline ! En mesurant soigneusement mon taux de sucre, j'ai été en mesure de réduire de 30 % la quantité d'insuline que je m'injectais chaque jour, et ce, en toute sécurité. Ma tension artérielle n'a jamais été aussi bonne depuis des années, et j'ai beaucoup plus d'énergie.

« De plus, je ne ressens plus autant de douleur aux jambes, qui ont toutes deux été

amputées. J'avais une plaie ouverte au moignon gauche depuis plus de cinq ans, et elle n'arrivait pas à guérir. Avant que je commence à prendre du noni, elle avait atteint la taille d'un dollar en argent et était suffisamment profonde pour que j'y insère mon index jusqu'à la deuxième articulation.

« J'avais tout essayé pour en venir à bout. En dernier recours, les médecins m'ont proposé d'amputer une portion additionnelle de 15 centimètres – mais non, merci ! Depuis que je prends du noni, la plaie a commencé à se refermer et elle a maintenant la taille d'une pièce de dix sous. Et c'est à peine si je peux y faire entrer l'extrémité de mon index ! »

Résumé

- Le diabète, bien qu'il s'agisse d'une maladie grave, peut être très bien contrôlé au moyen de bonnes habitudes alimentaires, d'un régime de vie sain, d'un programme d'exercice régulier et d'autres pratiques bénéfiques.
- Malgré nos connaissances accrues en matière de diagnostic et de traitement du diabète, de plus en plus de gens souffrent de cette maladie.
- Le noni est depuis longtemps utilisé pour soulager les symptômes du diabète. Mon enquête réalisée auprès d'utilisateurs du noni a révélé qu'une

vaste majorité (83 %) de ceux qui en prenaient pour soulager les symptômes du diabète avaient constaté une amélioration significative de leur état.

- Bien qu'on ne comprenne pas exactement la façon dont le noni contre les effets du diabète, je crois que c'est grâce au système de la xéronine et à l'appareil de Golgi que les cellules dysfonctionnelles (comme les cellules productrices d'insuline dans le pancréas et toutes les cellules du corps qui n'arrivent pas à capter l'insuline disponible) peuvent retrouver un fonctionnement normal, du moins en partie.

- Je crois également qu'étant donné que le diabète est souvent lié à un dysfonctionnement auto-immun (ce qui entraîne un endommagement ou la destruction des cellules productrices d'insuline), le noni peut améliorer l'état de santé de la personne diabétique grâce à ses propriétés de renforcement du système immunitaire.

- Il existe des milliers de témoignages, ainsi que des données historiques recueillies au fil des siècles, qui appuient la théorie selon laquelle le noni peut réellement soulager les symptômes et les effets des deux types de diabète.

Index